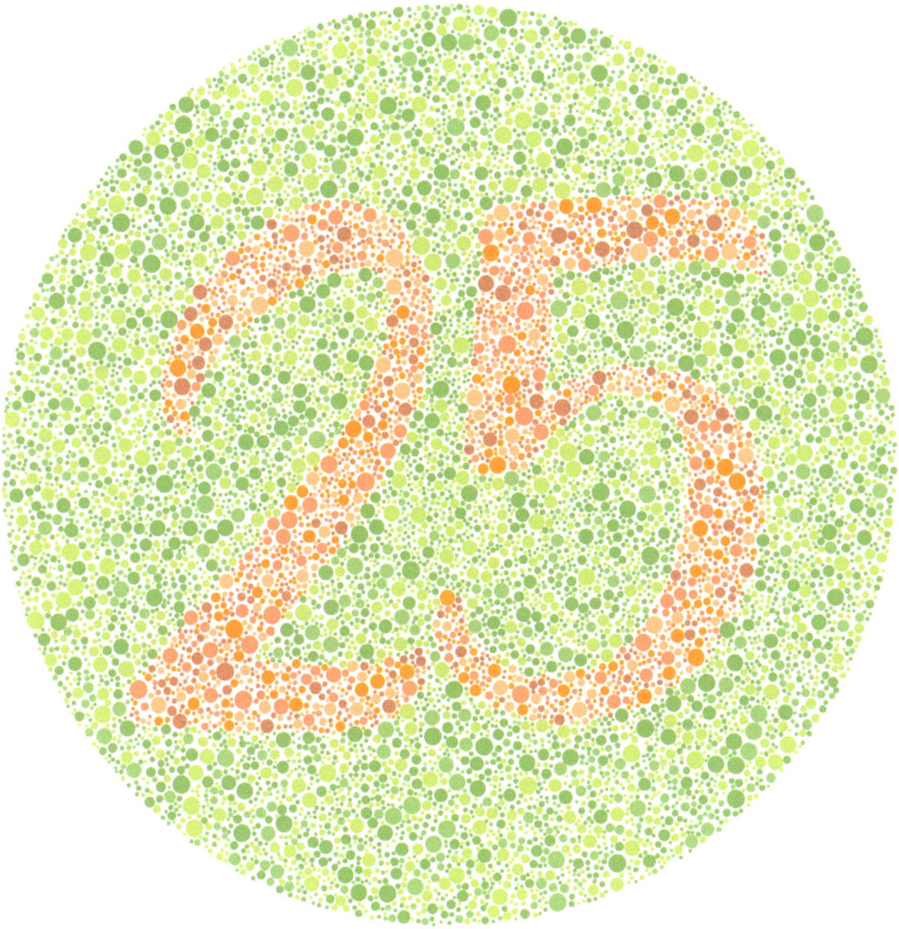

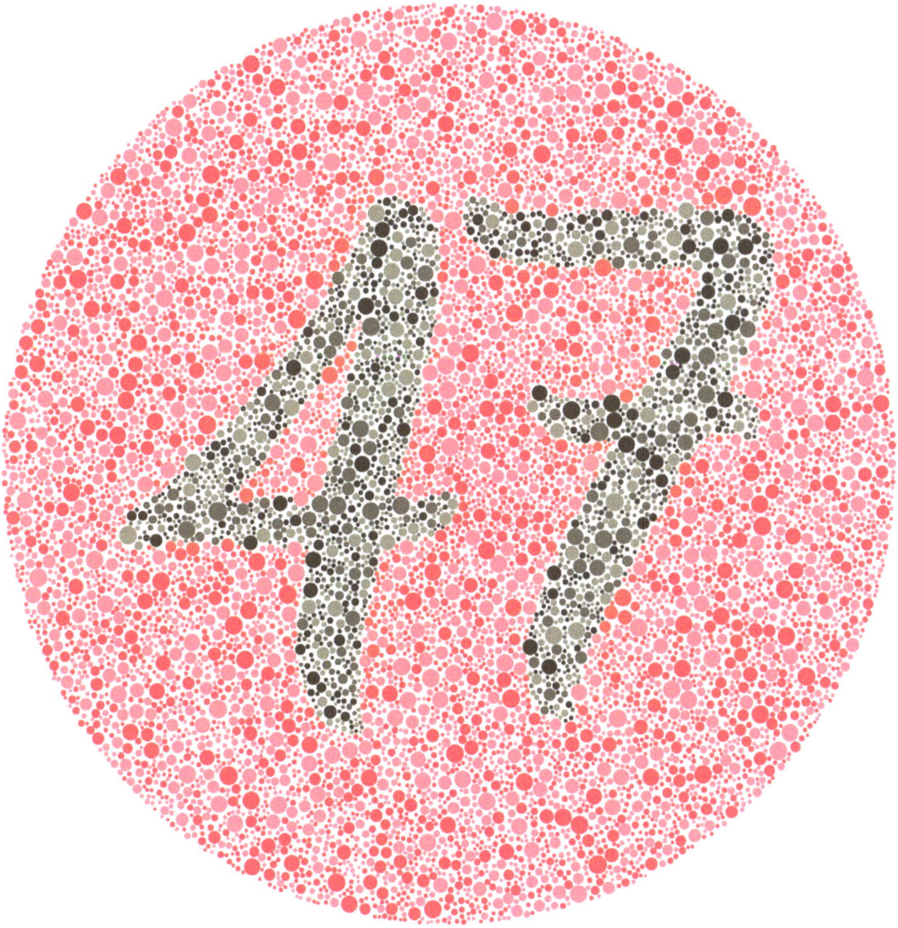
47

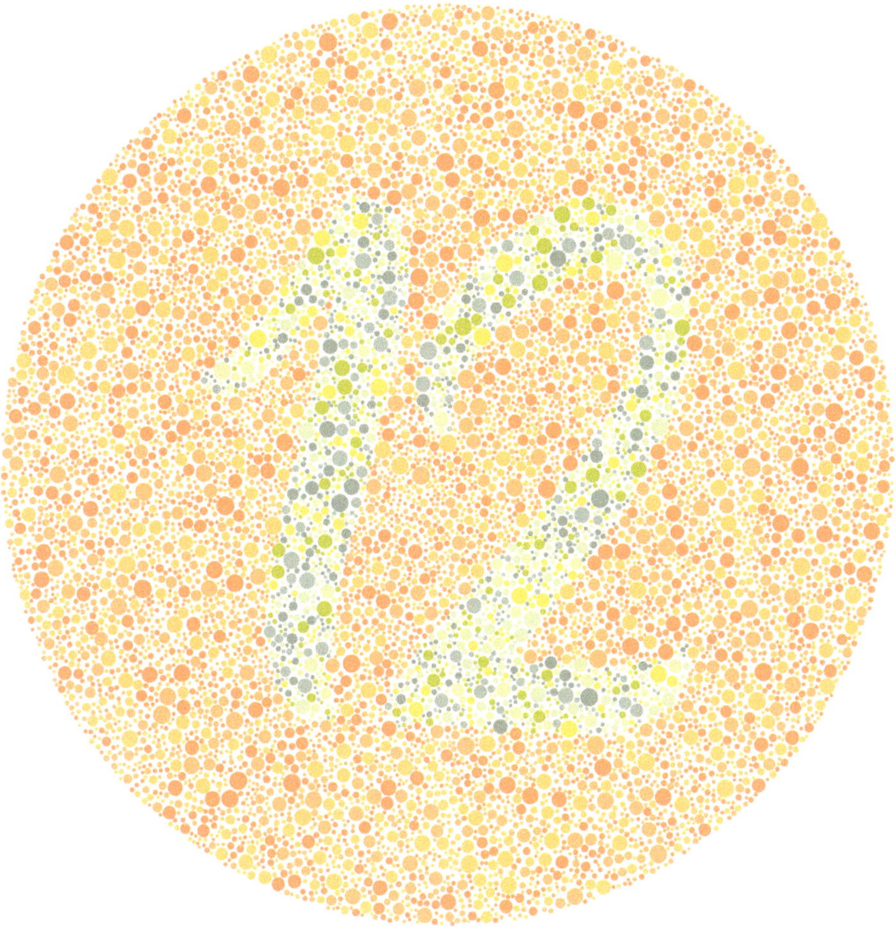
12

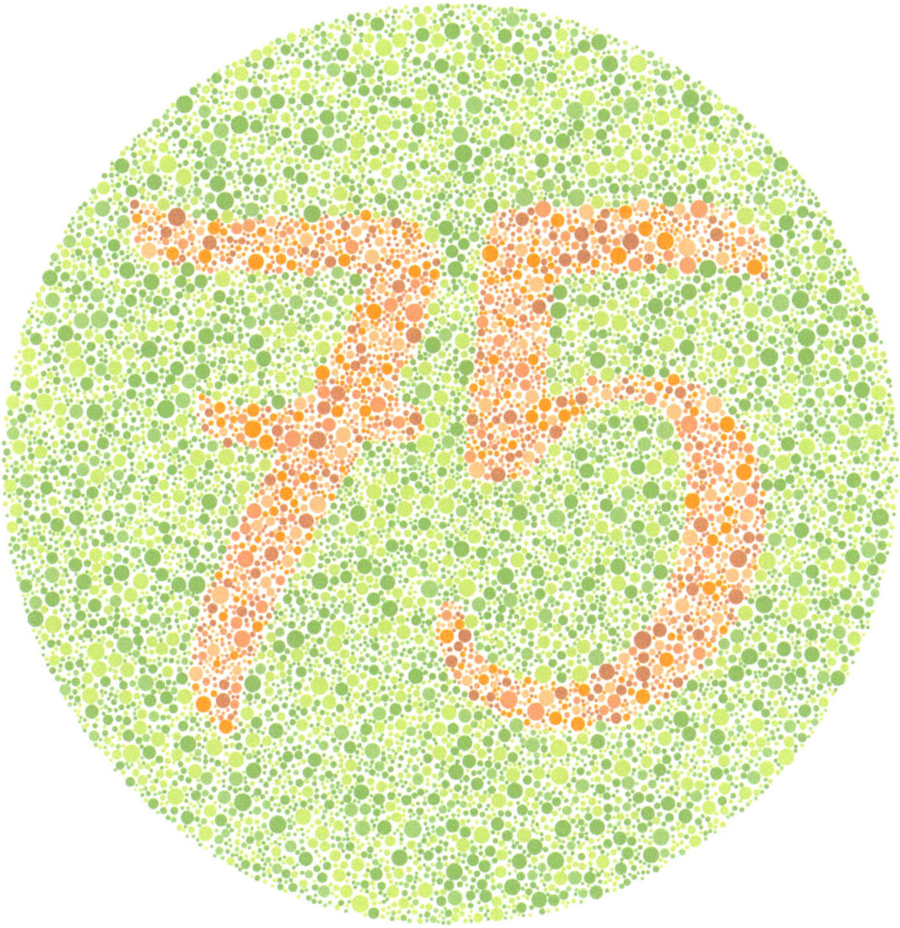
75

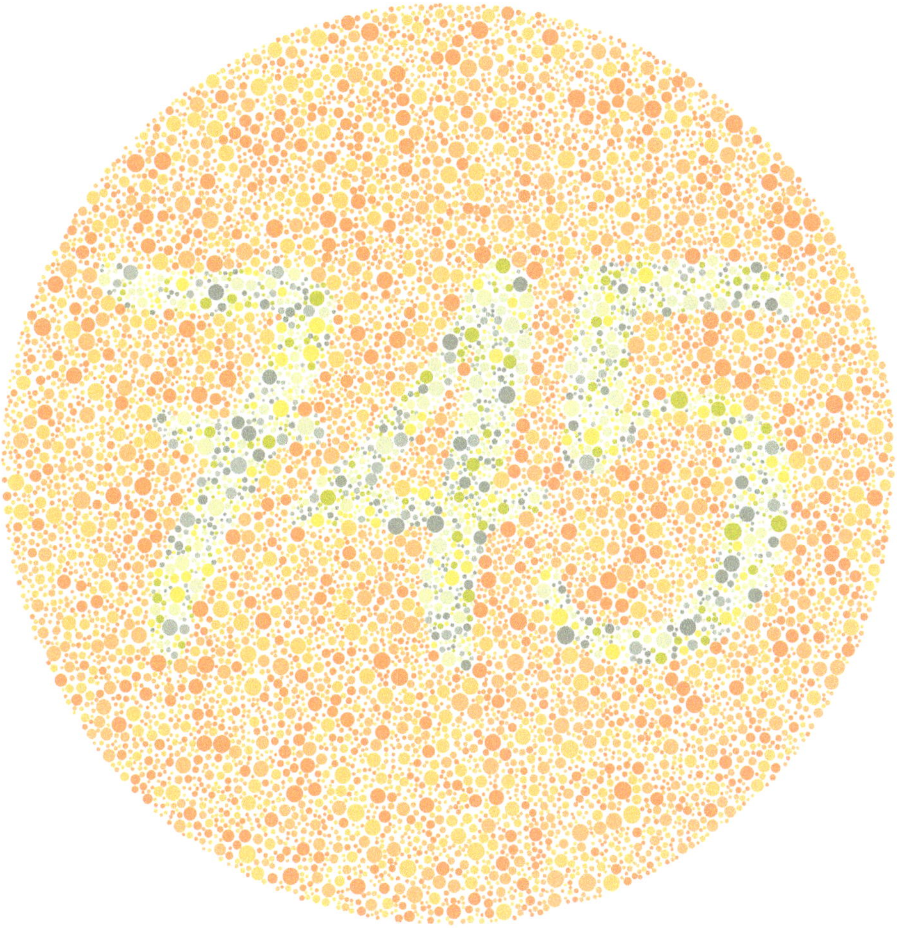

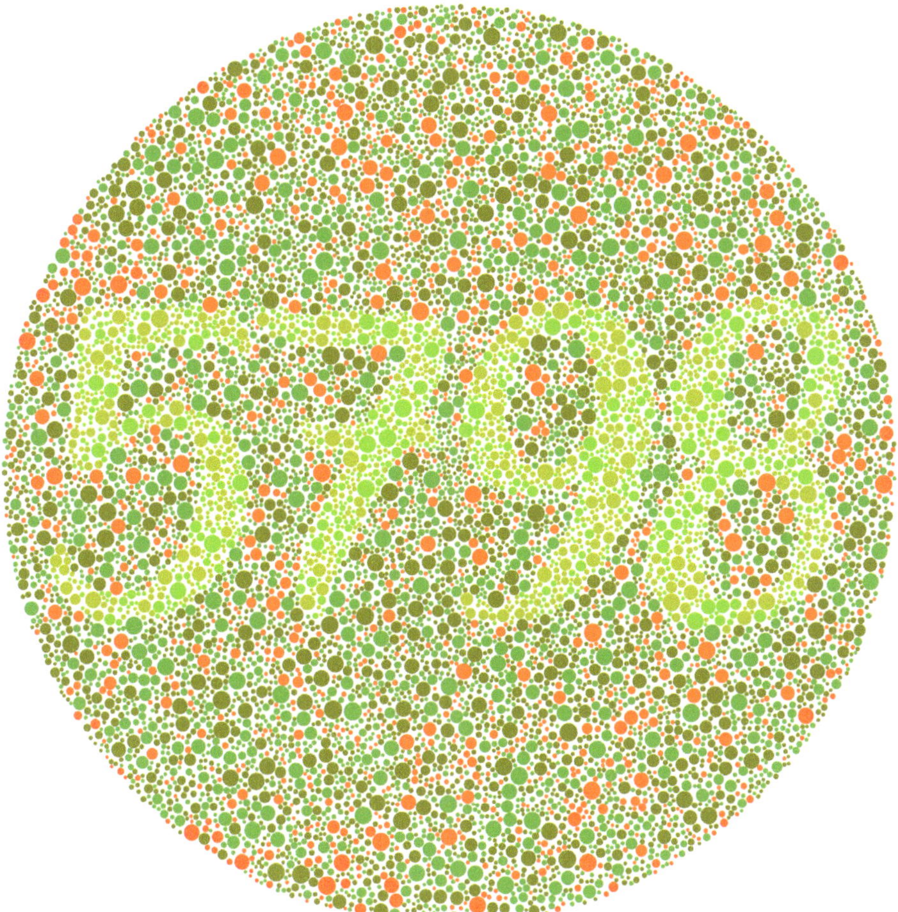

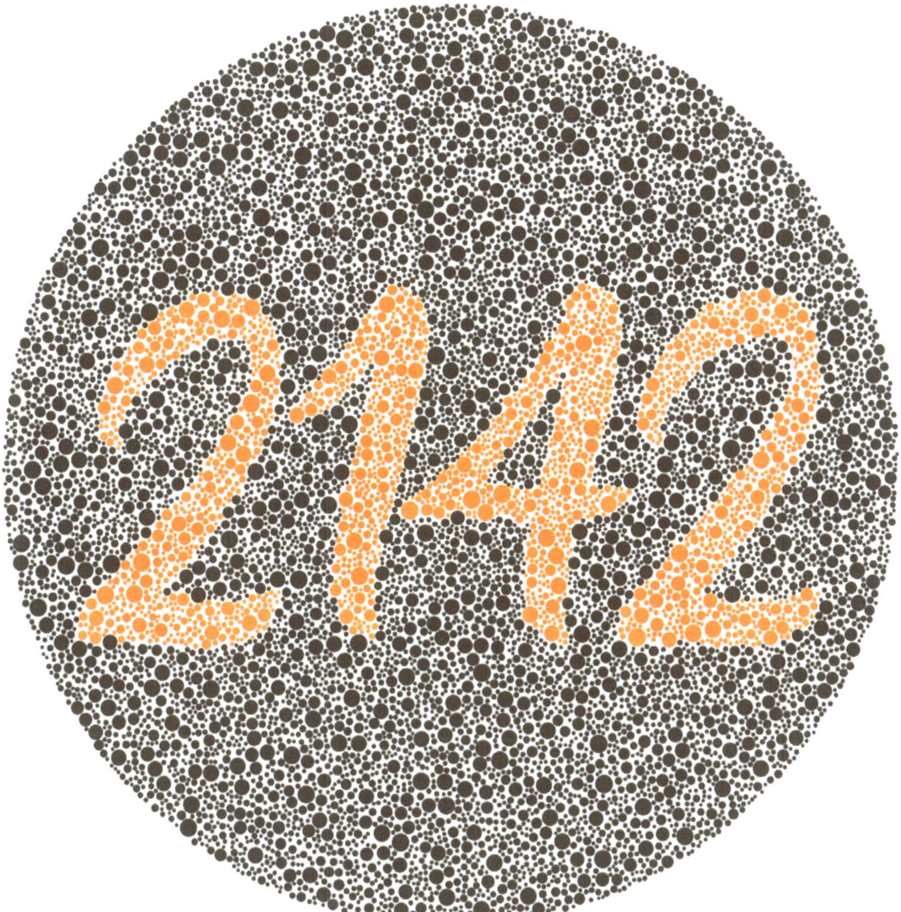
2142

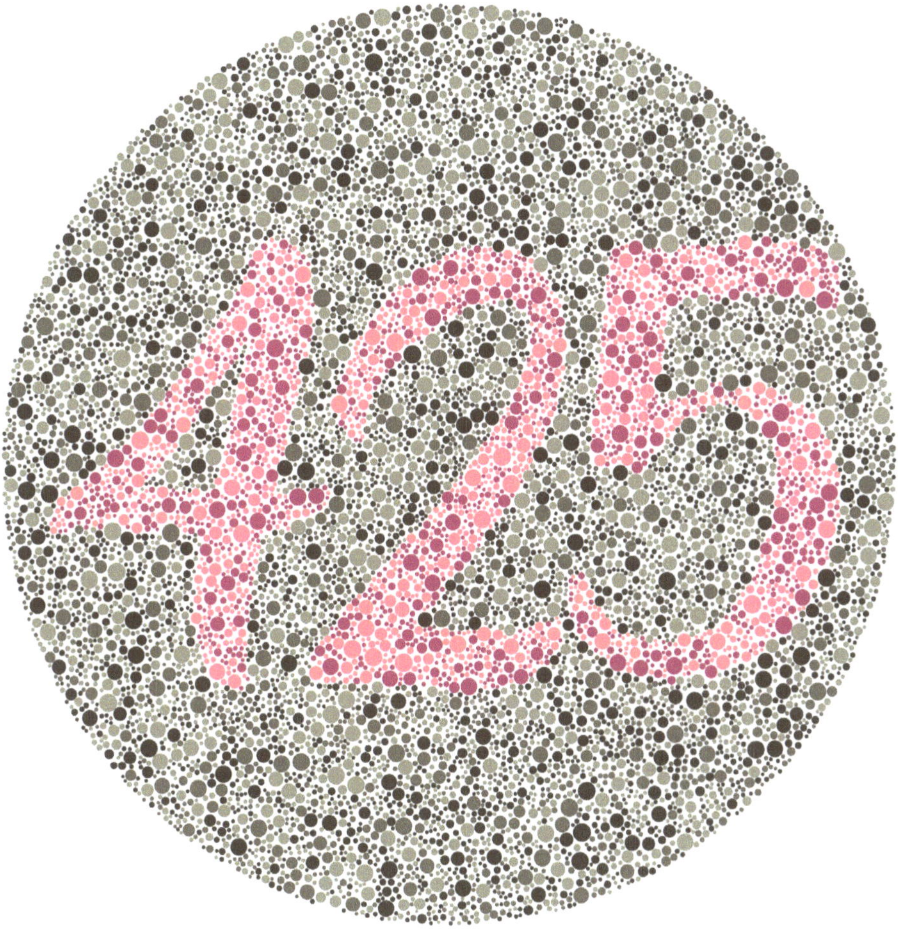
42

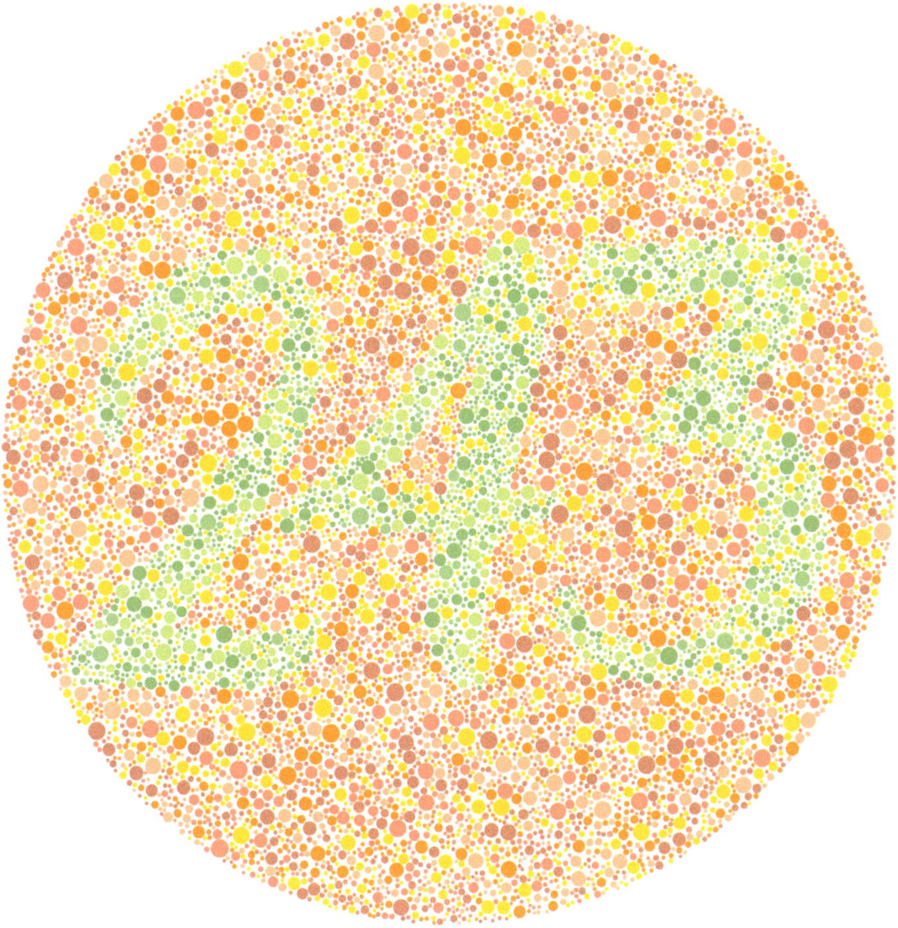

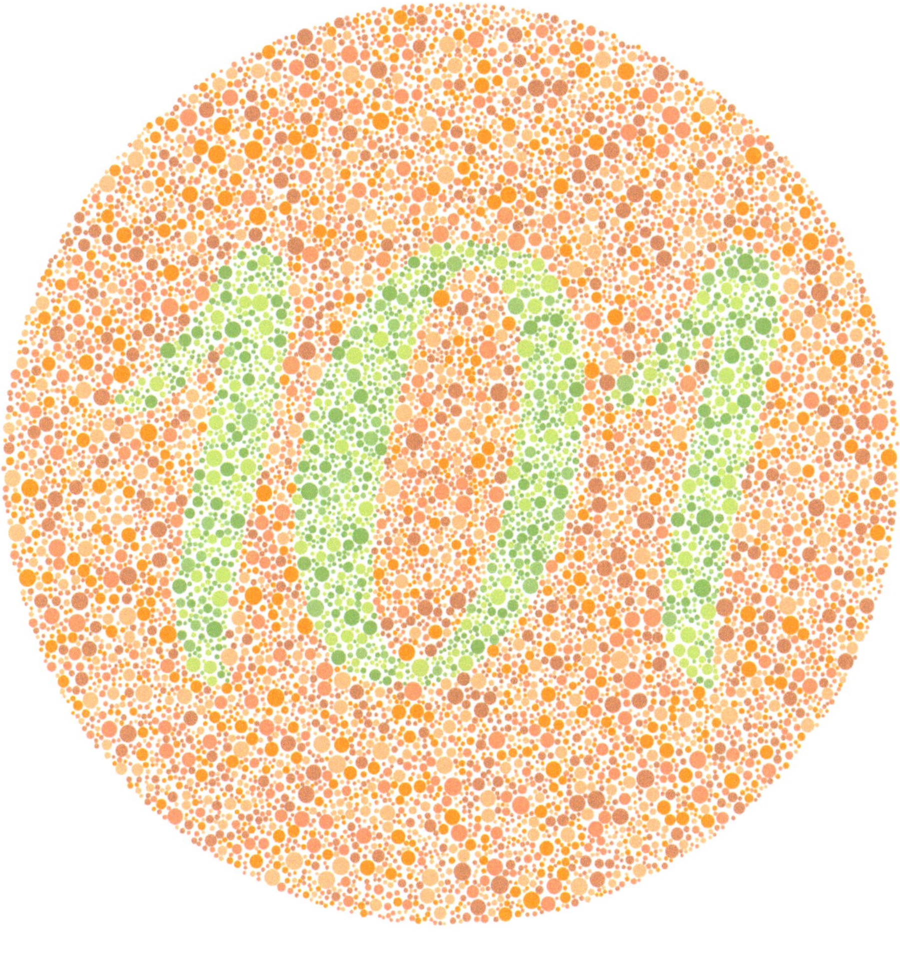

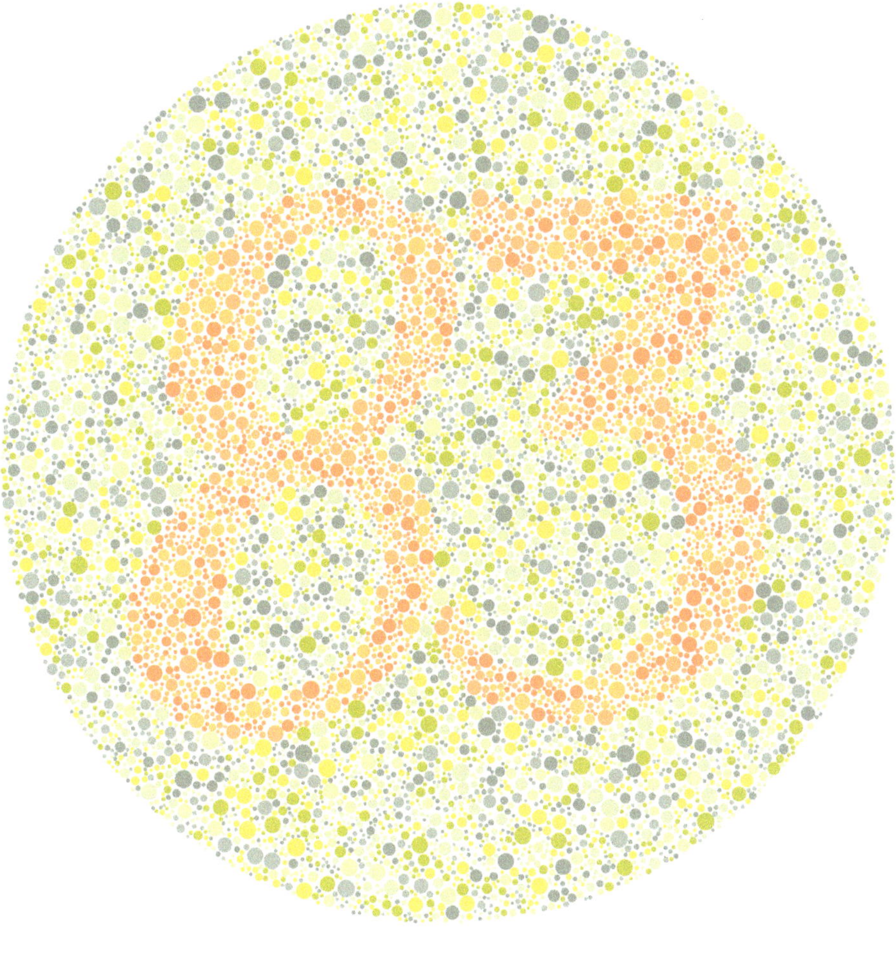

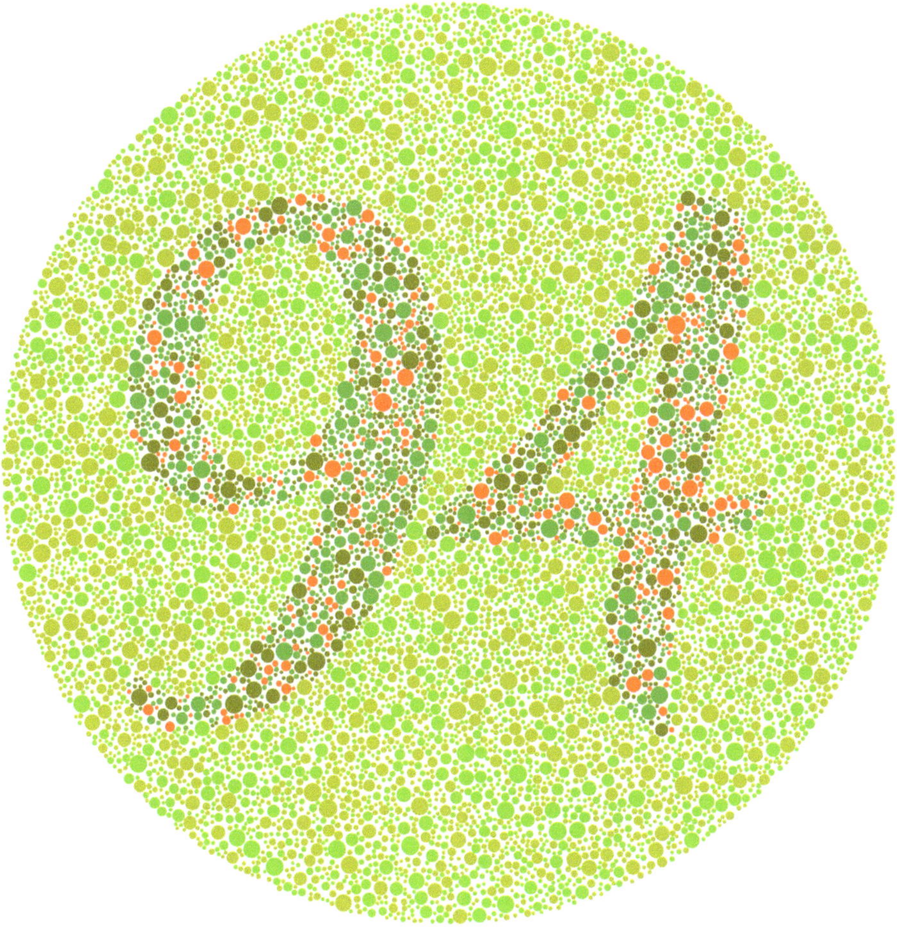

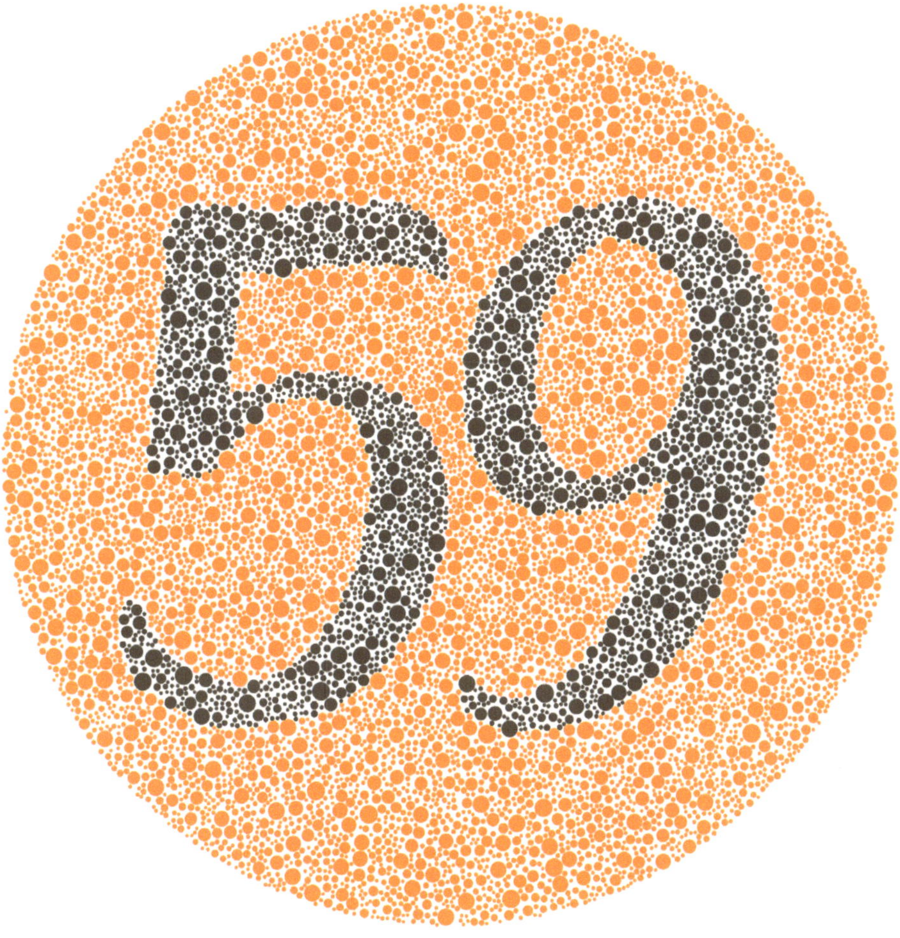
59

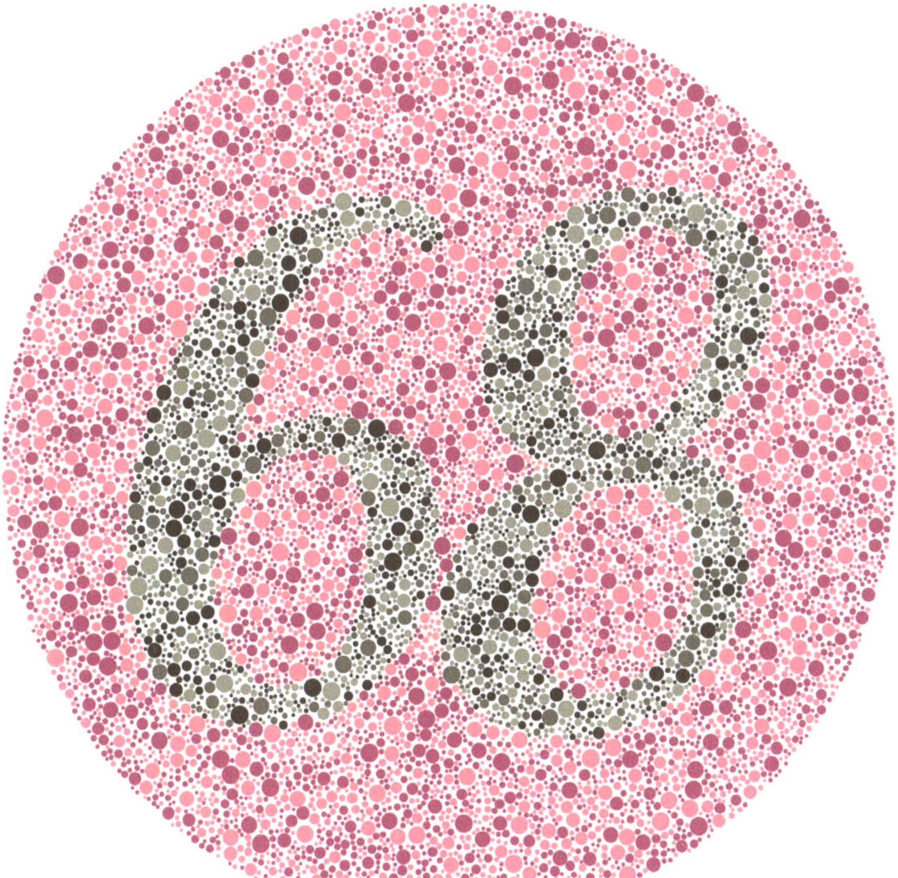

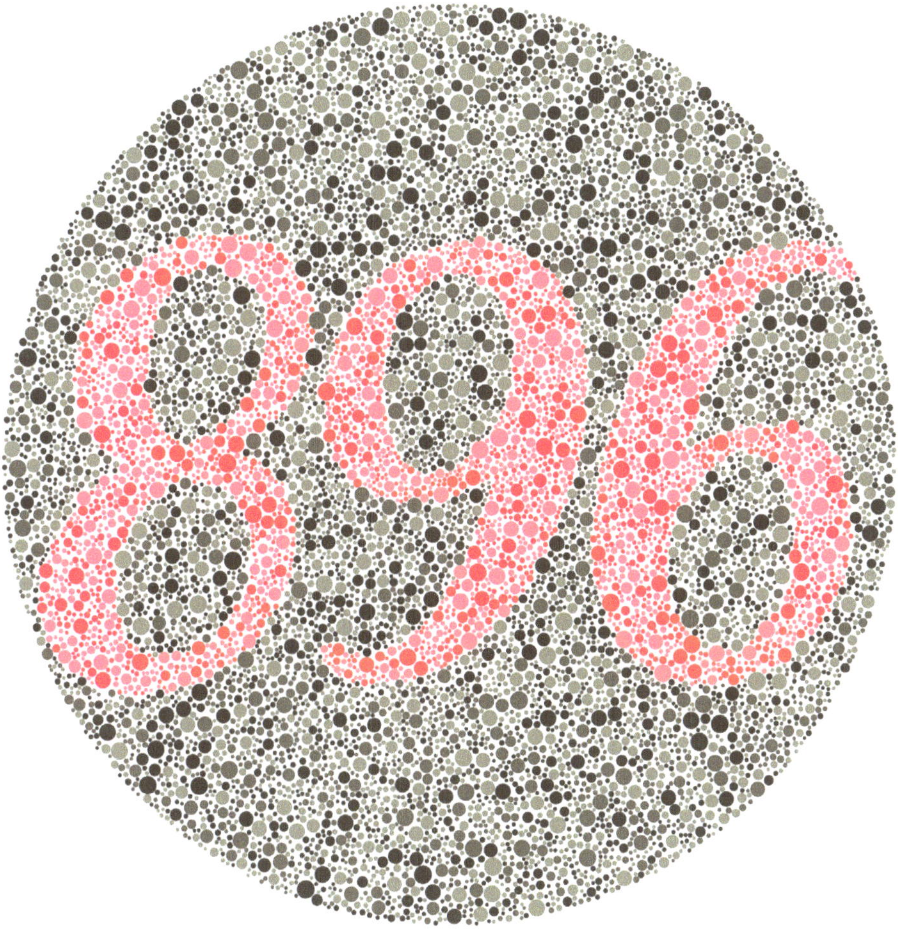
396

www.ingramcontent.com/pod-product-compliance
Lightning Source LLC
Chambersburg PA
CBHW050924290526
45792CB00002B/874
9798874466176